AF405019

GUÉRISON

DE LA

PHTHISIE PULMONAIRE

ET DE LA

BRONCHITE CHRONIQUE

A L'AIDE D'UN TRAITEMENT NOUVEAU

PAR

Le Dr Jules BOYER

Ex-interne des hôpitaux, ex-prosecteur d'anatomie,
Ex-chef des travaux anatomiques,
Ex-chargé du cours de physiologie à l'Ecole de médecine de Clermont ;
Membre de la Société de médecine et de chirurgie pratiques ;
Médecin inscrit de S. M. le roi d'Espagne ;
Chevalier de plusieurs ordres.

> « Un rhume négligé est une phthisie commencée. » (STOLL.)
>
> « Décréter l'incurabilité de certaines maladies, c'est sanctionner par une loi la négligence et l'incurie. » (BACON.)

SEPTIÈME ÉDITION

CONSIDÉRABLEMENT AUGMENTÉE

PARIS

ADRIEN DELAHAYE, LIBRAIRE-ÉDITEUR

PLACE DE L'ÉCOLE-DE-MÉDECINE

1868

M

Depuis quatre ans à peine, le Docteur Jules Boyer (de Paris) a publié son traitement de la *Phthisie pulmonaire et de la Bronchite chronique ;* déjà cet ouvrage est arrivé à la septième édition, et ce nouveau mode de médication a été accepté avec empressement par les Médecins français et étrangers. Afin de répandre cette méthode curative, j'ai l'honneur de vous adresser quelques observations tirées de la remarquable brochure du Docteur Jules Boyer : ces nombreux cas de guérison ont été envoyés à l'auteur par des malades reconnaissants, et par des Médecins dont le nom fait autorité dans la science.

Dans le but d'éviter une correspondance et une perte de temps toujours préjudiciables aux intérêts des malades, j'ai l'honneur de mettre sous vos yeux le prix-courant des divers médicaments employés avec tant de succès pour combattre les affections pulmonaires, et le nom des principaux dépositaires français et étrangers.

Veuillez agréer, M   , mes salutations empressées.

Dr SERVAUX,

Pharmacien, ex-interne des Hôpitaux de Paris,
Chevalier de l'Ordre de la Conception, etc.
72, rue du Château-d'Eau, Paris.

OBSERVATIONS

Pour éviter aux personnes qui m'adressent des observations, les ennuis d'une correspondance souvent considérable, je n'emploierai, dans cette nouvelle édition, que les initiales de leur nom. On pourra toujours constater chez moi l'authenticité des lettres que je publie.

« Monsieur le Docteur Jules Boyer,

» Confiant dans votre expérience et votre loyauté, je n'hésite point à faire entreprendre à ma fille le traitement si rationnel que vous prescrivez.

» Ma fille, âgée de vingt-trois ans, est atteinte de phthisie pulmonaire, état qui ne laisse aucun doute au médecin expérimenté qui l'a soignée jusqu'à ce jour, et qui a constaté par l'auscultation, il y a deux ans, l'existence de tubercules dans le poumon. Il y a trois ans, sa santé a commencé à s'altérer ; il se déclara une toux sèche à laquelle on fit d'abord peu d'attention, l'attribuant à un rhume, qui fut néanmoins soigné régulièrement avec du lait, du sirop et des tisanes calmantes. Cet état dura environ un an sans obtenir d'amélioration : persistance de la toux, expectoration abondante, crachats jaunes verdâtres ;

ses forces diminuaient chaque jour ; sa figure était pâle, maigrie, ses yeux caves, les pommettes rouges ; elle éprouvait une lassitude générale, de la fièvre vers le soir, des sueurs assez abondantes la nuit, et surtout le matin. Puis apparurent des crises de toux durant environ dix minutes, dont les efforts produisaient même des vomissements ; avec cela, une oppression continuelle, des montées vers la gorge avec picotements, la parole enrouée, des maux de tête très-fréquents, le sommeil très-agité.

» Le médecin, après avoir constaté que la phthisie était bien caractérisée, ordonna, sans succès, les Eaux-Bonnes, l'huile de foie de morue, l'eau de goudron, le lait d'ânesse, les pilules de digitale avec opium, le sirop de séve de pin, etc. . . . .

» . . . . . . Bien que dix-sept jours seulement se soient écoulés depuis le commencement du traitement (poudre salino-calcaire, eau cohobée de laurier-cerise, mixture noire), je remarque un mieux général dans l'état de ma fille. Elle se sent un peu plus de force. Sa figure est moins pâle et se remplit, le sommeil est plus paisible ; elle mange avec beaucoup d'appétit. Après trois ou quatre jours de votre médication, la fièvre a entièrement disparu. Quant aux crises de toux, elles existent encore, mais avec moins d'intensité, durent moins longtemps, et sont moins fréquentes. Les crachats sont blancs et liquides, etc.

» D. R...,
» Négociant à Bordeaux. »

« J'ai commencé votre traitement dimanche dernier, 25 septembre. — J'observe fidèlement les conseils que vous m'avez donnés par votre honorée lettre du 11 septembre.

» Après huit jours de traitement, j'ai senti un mieux général. Avant de prendre votre poudre, toutes les nuits je devais changer de flanelle et de linge, tellement la transpiration était abondante. Dès le premier paquet que j'ai pris, les sueurs ont beaucoup diminué, maintenant je transpire encore un peu, surtout de la tête et du haut de la poitrine; mais il n'y a pas de comparaison avec les sueurs que j'avais ci-devant.

» La toux va beaucoup mieux; je ne ressens plus les quintes qui m'étouffaient.

» L'expectoration décroît sensiblement; la fièvre a disparu aussi. — Je ne ressens plus qu'une légère chaleur à la tête après mon dîner. ....

» Depuis que je prends vos médicaments, monsieur, ma figure se remplit et l'amaigrissement du corps s'est arrêté. J'ai oublié de vous dire que depuis le mois de juillet j'avais maigri de 15 kilogrammes.

» Mon médecin, ou plutôt mon ami, m'a ausculté hier (15 octobre), et il m'a dit qu'il trouvait qu'un grand changement s'était opéré en moi. »

« 14 novembre 1864.

» .... Je suis heureux de vous apprendre que, grâce à votre bonne méthode, le mieux qui s'était manifesté dans l'état de ma santé augmente de jour en jour. Mon médecin m'a ausculté il y a quelques jours, et a trouvé la poitrine dans un état très-satisfaisant.

» Je vous autorise, monsieur, à faire l'usage qu'il vous plaira de mes lettres, vous ne pouvez certes donner assez de publicité à votre méthode.

» C'est un service que vous rendez à l'humanité.

» Mr P. D.,

» A Bruxelles. »

« Atteint d'une bronchite chronique depuis le 20 mai 1863, j'ai été traité par quatre médecins de Cherbourg. Deux ont renoncé à venir me voir, disant qu'il n'y avait rien à faire à ma maladie; et j'ai cessé de me faire traiter par les deux autres, voyant que les médicaments qu'ils m'ordonnaient aggravaient ma position au lieu de l'améliorer. Du 1er au 15 août, je n'ai plus suivi de traitement. Je toussais beaucoup, je vomissais et je crachais le sang. J'étais dans cette triste position lorsque j'appris qu'un nommé D......., atteint de la même maladie, suivait votre traitement et se trouvait beaucoup mieux.

» Je fis venir des médicaments; j'ai commencé votre traitement le 17 août, et depuis cette époque je n'ai plus souffert du tout; la toux a été complétement arrêtée, ainsi que les vomissements et crachements de sang, et je puis dire que maintenant je suis complétement guéri.

» Je vais reprendre mes occupations journalières vers le commencement de la semaine prochaine.

» J'ai l'honneur d'être, etc.

» Le B. M.,

» A Cherbourg. »

« Dans le courant du mois d'avril 1863, à la suite d'un refroidissement, je fus pris d'une toux qui augmentait de jour en jour. Dans le mois de mai, j'avais des frissons dans les épaules et presque par tout le corps, suivis quelques instants après de bouffées de chaleur difficiles à supporter, et le froid me reprenait aussitôt. La toux était tellement violente, qu'elle m'avait occasionné une douleur dans le dos au-dessous de l'épaule gauche ; ma respiration était gênée, je ne pouvais plus reprendre haleine pour tousser. Je fus obligé de me mettre au lit le 28 mai.

» Le médecin que je fis appeler certifia que j'étais atteint d'une bronchite chronique et que cette maladie exigeait un traitement sérieux.

» Il me traita pendant six semaines ; la maladie se porta dans le côté droit et la gorge jusqu'au milieu de la poitrine. Malgré ses soins, les médicaments qu'il m'ordonnait augmentaient ma maladie. Je voyais bien qu'il ne tenait plus à venir me voir ; le 15 juillet il se fit demander trois fois. — Je lui dis que je ne dormais pas la nuit et que je toussais continuellement ; il m'ordonna un sirop pour me calmer la toux et me faire dormir. J'en pris trois cuillerées qui m'occasionnèrent des quintes de toux et des vomissements, et je ne voulus pas aller plus loin.

» J'étais arrivé au bout de mes forces, et la maladie faisait toujours des progrès : je ne pouvais plus me tenir debout ni même prendre une cuillerée de bouillon; lorsque je voulais en prendre, je toussais et tout revenait.

» Je me trouvais dans cette pénible situation, lorsque j'eus connaissance de votre brochure. Je fis prendre, le 31 juillet, chez M. le docteur Servaux, les médicaments nécessaires pour suivre un traitement d'un mois.

» Je l'ai commencé le 1er août dans l'après-midi : j'ai pris, dans un demi-verre d'eau sucrée, une cuillerée à café de poudre salino-calcaire avec addition d'une cuillerée à café d'eau cohobée de laurier-cerise. Le soir, dès que j'ai été couché, je me suis réveillé à deux heures du matin, j'ai toussé et craché très-librement, puis je me suis rendormi pour ne me réveiller qu'à huit heures. — Au bout de trois ou quatre jours, la toux avait diminué des neuf dixièmes ; l'appétit me revint aussitôt; j'aurais bien mangé à chaque instant, et rien ne me faisait de mal.

» Pendant le cours du mois de septembre, il y a eu encore beaucoup d'amélioration, et le râle que j'avais depuis le début de ma maladie dans la gorge et dans la poitrine a complétement disparu.

» Voilà le troisième mois que je suis votre traitement; j'ai repris de l'embonpoint et j'ai bon appétit.

S'il n'était encore un peu de toux et un peu d'enroue-
ment, je serais tout à fait guéri.

» B. D., âgé de trente ans,
» A Tourlaville. »

« J'ai commencé votre médication le 7 du mois de
juin, et, dès les premières gorgées, la poitrine s'est
dilatée et j'ai respiré plus librement et avec plus de
facilité. Ce mieux notable, tant à l'égard de la bronchite que de l'asthme, s'est prolongé sans interrup-
tion jusqu'au 11 juillet, époque où je me suis invo-
lontairement trouvé un instant exposé à un courant
d'air. Il en est résulté une diminution dans le mieux
et un peu d'oppression par suite de mouvements
obligés. Les journées, toutefois, n'étaient pas du tout
mauvaises, les expectorations étaient plus rares, plus
transparentes et d'une meilleure nature, et j'avais
plus de force pour les expulser. . . . .

» LE CHEVALIER DES O.,
» Au Moulinet, par Sens. »

« Le 6 juillet, j'ai commencé votre traitement pour
une bronchite chronique compliquée d'hémoptysie et
de sueurs ; au bout d'un mois, le repos m'est revenu,
l'embonpoint aussi : jamais je n'ai eu autant d'appétit
que maintenant. . . . .

» R.,
» Maire de T..... »

« J'ai essayé votre traitement sur ma femme, qui est
âgée de vingt-quatre ans, et qui est gravement malade

depuis un an. J'ai lieu de croire que l'affection date de bien loin.

» Les effets ne se firent pas attendre : au bout d'une quinzaine, la toux avait pour ainsi dire complétement cessé ; l'amaigrissement s'arrêtait comme par enchantement, ainsi que le cortége de maux de poitrine que vous décrivez dans votre brochure. — Le flacon est à peine aux trois quarts ; le mieux se soutient, et la malade espère. — La guérison morale n'est pas celle que j'apprécie le moins.....................

» D.,
» A Lyon. »

———————

« Depuis dix-huit jours que je suis votre traitement de la bronchite par la poudre salino-calcaire et la poudre contre les sueurs, j'ai vu combien ce traitement avait été favorable au rétablissement de madame D...; j'espère pour moi le même résultat. Je me trouve déjà mieux : je tousse et crache moins, et puis je repose bien la nuit ; les douleurs que j'avais dans les épaules sont beaucoup moins fortes.

» Depuis quatre mois que je suis malade, le médecin que j'ai consulté m'a donné toutes sortes de remèdes : emplâtres arrosés d'huile de croton, huile de foie de morue, sirop iodo-tannique, tisane de dattes et de jujubes ; tout cela ne m'a presque rien fait. Il m'a dit que j'avais le poumon droit malade, ce que je sens bien.

» J'étais profondément lasse de tout cela, lorsque le hasard m'a fait connaître votre traitement. Comme je vous le disais, monsieur, je m'en trouve bien et veux le suivre bien exactement. . . . .

» Mme M.,

» A Lyon. »

— — — — —

« . . . La religieuse pour laquelle je vous ai demandé votre traitement avait été traitée comme poitrinaire par plusieurs médecins. Au moment où elle finissait son traitement, un de nos bons médecins, M. Flaubert (de Rouen), constatait qu'elle n'avait pas la poitrine malade.

» De deux choses l'une, ou les premiers médecins se sont trompés, ou votre traitement a enrayé la maladie. » L.,

» Curé doyen de N. »

— — — — —

« . . . Quant à moi, je ne trouve pas d'expression assez sentie pour vous remercier du soulagement que vous m'avez procuré.

» Mes crachats sont un peu moins épais, j'ai du repos et un peu de force; seulement je ressens des points un peu partout et de la chaleur dans le haut de la poitrine et du dos. » Ve E.,

» A Saint-Quentin. »

— — — — —

« Voilà neuf jours que je suis votre traitement, et je me trouve beaucoup mieux. L'oppression a énormément diminué, et la toux, quoique assez fréquente, est plus grasse et l'expectoration est abondante et facile.

» Vos remèdes m'ayant déjà soulagé, j'ai hâte de les continuer.

» L. C.,
» A Nice. »

« . . Je vais continuer votre traitement. Les nausées continuelles que j'avais ont disparu, et je ne tousse plus du tout..

» A. E.,
» A Lille. »

« . . . Tous nos autres malades vont bien ; plusieurs étaient condamnés ; maintenant on les voit revivre : ils sont heureux, et nous espérons qu'ils se guériront, puisque le mieux augmente assez visiblement.

» Sœur JOSEPH,
» Hospice de B. »

« Votre poudre salino-calcaire est un de ces remèdes vraiment bénis. — Une de mes paroissiennes, femme de trente-six ans, était atteinte de phthisie pulmonaire. Au dire des médecins, elle avait déjà craché son poumon droit ; quant au second, il se ramollissait ; la mort était donc prochaine. En qualité de pasteur, je lui ai conseillé de prendre votre poudre et, aujourd'hui, cette malade se lève deux heures par jour. Grand repos la nuit ; bon appétit ; digestion facile.

» L'ABBÉ L.,
» Curé de T..... (Moselle). »

« A M. le docteur Servaux, pharmacien à Paris.

» Guéri de douleurs de poitrine dont je souffrais depuis sept ans, par les remèdes du docteur Jules Boyer, malgré les sinistres prédictions des médecins, je suis heureux de les recommander aux malades quand j'en trouve l'occasion.

» Je vous prie d'envoyer un flacon de poudre salino-calcaire et d'eau cohobée de laurier-cerise à M. L., capitaine à B. (Loire-Inférieure).

» L.,
» A Batz (Loire-Inférieure). »

« A M. le docteur Servaux, pharmacien.

» Notre pauvre malade paraît commencer à éprouver l'influence salutaire du traitement du docteur Jules Boyer. La poudre contre les sueurs a produit un effet merveilleux. L'appétit semble aussi se réveiller ; la toux diminue et le malaise général en même temps. Nous commençons de nouveau à espérer.

» Un autre membre de la famille, qui avait un rhume opiniâtre depuis trois mois, et qui, sentant la poitrine fatiguée, a fait usage de la poudre salino-calcaire et s'en est bien trouvé.

» M. le docteur, qui traite notre malade, m'a dit tout récemment qu'il allait appliquer le traitement du docteur Jules Boyer à d'autres malades.

» S.,
» Propriétaire à la Borie (Aveyron). »

» Je viens vous donner connaissance du résultat de vos médicaments. Après un mois de traitement, c'était miracle chez moi : les sueurs nocturnes, la toux, le râlement et toutes douleurs avaient disparu.

» Toute ma petite famille se joint à moi pour vous remercier du grand soulagement que j'éprouve.

» L.,

» Employé au chemin de fer de l'Est. »

« Je m'empresse de vous faire part du résultat de votre traitement. Depuis près d'un mois que je l'ai commencé, j'éprouve un grand soulagement et j'espère me guérir complétement.

» Depuis dix ans que je suis atteinte d'une bronchite chronique, j'ai vu nombre de médecins, qui tous n'ont rien fait pour me soulager.

» Je ne tousse plus ou presque plus. L'expectoration qui était si abondante a disparu ; sauf quelques oppressions légères, je me croirais déjà guérie.

» J'ai bon appétit, je dors bien ; car je passais souvent des nuits entières assise sur mon lit, au point que mon coude gauche avait pris une peau très-dure.

» Recevez mes remercîments pour le bien que vous m'avez procuré.

Mme S.,

» A Chateldon (Puy-de-Dôme). »

« Monsieur le docteur Servaux, pharmacien.

» Il y a deux ou trois ans que je m'adressai à vous pour la première fois, pour vous demander le remède du docteur Jules Boyer, et vous m'en envoyâtes pour deux personnes.

» La première était une jeune fille, qui avait été condamnée par deux médecins qui avaient, comme à peu près tous nos médecins de campagne, constaté la présence de la maladie et proclamé l'inutilité des remèdes. Aujourd'hui, après avoir suivi le traitement pendant deux mois, elle se porte bien ; et, certainement, sans le remède du docteur Jules Boyer, elle serait enterrée depuis au moins deux ans.

» La seconde personne est un jeune homme chez lequel l'efficacité de ces mêmes remèdes engage, et engagera certainement bien des personnes à y recourir ; car, dans mon pays, je ne sais pourquoi, la maladie de poitrine est si fréquente que, depuis sept ans que je suis dans ma paroisse, j'en ai vu mourir au moins trente de cette affection.

» L'abbé B...,
» Curé de M.... (Isère). »

« Un ecclésiastique, atteint depuis trois ans d'une phthisie de la gorge, a été complétement guéri en suivant votre traitement.

» Encouragé par la guérison de cette personne, et pressé par elle d'user de votre médication, je viens vous prier de vouloir me faire parvenir une consultation.

» Je suis atteint, depuis deux ans, d'une bronchite chronique, etc......

L'abbé Eugène T...
» Marseille. »

« Atteint, depuis longues années, d'une terrible
affection de poitrine, je suis aujourd'hui énormément
mieux, quoique je ne sois qu'à mon deuxième mois de
traitement. Je commence à revivre.

» M. B...,
» Instituteur (Morbihan). »

« Le 1ᵉʳ janvier 1865, je fus pris d'un rhume qui,
au bout de quelques jours, me donna des inquiétudes.
Je fus trouver mon médecin, qui me dit que c'était un
rhume de saison. Il me fit prendre quelques tisanes
et me recommanda de me tenir chaudement. Je fis ce
qu'il me dit; mais, au bout d'un mois, voyant qu'il
n'y avait pas de changement, je continuai mon service
de chef d'octroi. Je retournai voir mon médecin, qui
m'ordonna de la gelée de mousse perlée; j'en ai peut-
être bien avalé 2 kilogrammes; enfin, je languis
comme cela jusqu'au 19 avril, toujours toussant, me
sentant faillir de jour en jour, suant toutes les nuits,
surtout le matin. Enfin, le 20, je crachais le sang.

» Le docteur, que je fis appeler, s'aperçut seulement alors que c'était sérieux, et que la bronchite
était compliquée d'hémoptysie pulmonaire. Il me fit
prendre force eau hémostatique, potion au kermès,
vésicatoire sur la poitrine, etc., etc. Quand je pus un
peu manger, tout ce que je prenais, je le prenais
froid. Je crachai le sang pendant huit jours (12 ou
15 gorgées).

» Je restai deux mois dans cet état : toujours toussant, crachant beaucoup et fortement oppressé.

» Ne voyant aucun changement dans ma position, le médecin me proposa l'air de la campagne. Je partis le 24 juin pour Deyvilliers.

» Me sentant fort, ou du moins le croyant, je fis quelques promenades. Le 5 juillet, j'eus une forte quinte de toux qui amena de nouveau les crachements de sang. On employa les mêmes prescriptions que la première fois; mais, au lieu d'en obtenir de bons résultats, les liquides déterminèrent chez moi une disposition continuelle à la toux. Au lieu d'une ou deux quintes par jour, j'en avais sept ou huit, et, depuis le 8 jusqu'au 11, je ne cessai plus de cracher le sang nuit et jour. Enfin, j'en étais réduit à l'extrémité : je m'en allai.

» Tout ce qui précède est pour vous faire voir, monsieur le docteur, à quel point j'en étais arrivé.

» Mais ô bonheur ! je vis l'annonce de votre brochure dans un journal, je la fis venir, je la lus attentivement, et je reconnus là tous les symptômes de ma maladie, depuis le commencement jusqu'à la fin. Le lendemain, je faisais venir vos médicaments pour un mois de traitement.

» Je commençai l'administration de vos médicaments le 12, et, dès les premières doses, la toux disparut et les crachements de sang cessèrent : j'éprouvais un mieux notable et aujourd'hui, au bout de dix jours de traitement, je puis déjà vous écrire, assis sur mon lit. Je vais continuer religieusement pendant plusieurs mois encore. Aujourd'hui, je puis dire que je suis en bonne voie, sauf un peu d'oppression le soir.

» Mon revirement à la santé a tellement étonné tout le monde que, pour peu que les habitants eussent été excités, ils auraient crié au miracle. Effectivement, c'est vraiment miraculeux.

» Depuis que je suis en bonne voie de guérison, et que c'est par suite de vos médicaments, plus de quinze personnes m'ont déjà demandé votre brochure.

» Faites de ma lettre ce que bon vous semblera; quant à moi, je ne pourrai trop préconiser une méthode qui produit des effets aussi satisfaisants.

» M. M...,
» A D.... (Vosges). »

« M. S..., receveur des contributions indirectes, près Strasbourg, m'a donné votre adresse en me disant que vos remèdes l'avaient sauvé, alors que les médecins avaient dit qu'il ne vivrait plus huit jours. Il y a de cela quatre ans. Je profite de l'heureux hasard qui m'a fait connaître votre adresse pour vous prier de me donner une consultation.

» R...,
» A Strasbourg. »

« Saint-Nazaire, 15 août 1867. »

» Ma femme était atteinte de phthisie pulmonaire au dernier degré; les médecins qui la soignaient désespéraient d'elle, et, malgré tous les traitements employés, la maigreur était effrayante. Elle toussait et crachait jour et nuit; elle était alitée depuis plusieurs mois, lorsque, en désespoir de cause, nous employâmes votre traitement, que nous fûmes assez heureux de trouver à la Havane, chez MM. Sara et Catala, pharmaciens. — Après un mois et demi de ce traitement, ma femme était en si bonne voie de guérison, que son médecin, M. le docteur Julian Galuso, lui ordonna de venir en Europe et de vous consulter sur sa position.

» Aujourd'hui, grâce à vos bons soins, nous repartons pour la Havane, et je vous écris de Saint-Nazaire au moment de nous embarquer, pour vous remercier de m'avoir conservé mon épouse qui ne s'est jamais mieux portée. **L. M. José,**

» **Négociant à la Havane.** »

« Depuis deux ans que je suis atteint d'une bronchite chronique, j'ai déjà suivi plusieurs traitements, et aucun ne m'a produit de si bons effets que le vôtre en si peu de temps.

» Depuis que je prends la poudre salino-calcaire, j'ai éprouvé un mieux notable. En premier lieu, je n'ai plus de râle dans la poitrine en dormant; je ne tousse plus autant; mes crachats, d'épais qu'ils étaient, sont devenus clairs; l'appétit est meilleur, le teint plus frais. En un mot, il y a un mieux notable.

» **M. L. Læderich,**

» **A Barcelone (Espagne).** »

« Depuis deux mois, ma malade a suivi très-exactement votre traitement, qui consistait à prendre,

matin et soir, la poudre salino-calcaire, l'eau cohobée
de laurier-cerise, etc.

» Les crachements de sang ont été arrêtés par le
perchlorure de fer prescrit par vous.

» Elle continue et continuera son traitement, car
elle va beaucoup mieux. Elle est redevenue plus forte
et ne souffre plus des douleurs de poitrine.

» J'ai donc lieu d'espérer une très-prochaine guérison complète, obtenue par le secours et la puissance
de vos précieux médicaments.

» M. M...,
» A Montdidier (Somme). »

« Aujourd'hui, mon quatrième mois est écoulé ; je
viens de me peser, j'ai trouvé $1^k,50$ de bénéfice
pour le mois. Je ne tousse plus guère et me sens la
poitrine bien débarrassée. Seulement il me reste un
essoufflement lorsque je marche un peu vite ou que
je veux faire quelque chose de fatigant.

» En somme, je suis réellement bien, et je crois à
ma guérison. S'il y a quelque changement à faire
dans mon traitement, dites-le-moi, et soyez sûr que
je n'y dérogerai en rien.

» M. M...,
» A Rotencourt (Vosges). »

« Après avoir obtenu les plus heureux résultats de
l'emploi de la poudre salino-calcaire, permettez-moi
d'en compléter le succès en vous priant de vouloir
bien m'aider de vos conseils.

» Ma bronchite avait résisté aux pectoraux, à l'application de vésicatoires sur la nuque, la poitrine et entre les deux épaules. A cette première période ont succédé divers traitements, entre autres l'emploi de solutions arsenicales et deux saisons passées aux eaux de Cauterets, qui n'ont amené que de très-médiocres modifications dans mon état.

» Je puis considérer les effets obtenus par votre traitement comme une véritable guérison.

» M. H. DE L...,
» A Bordeaux. »

« A Monsieur le docteur Servaux, pharmacien.

» Vous devez vous rappeler que, l'année dernière, je vous avais prié de m'envoyer un flacon de poudre salino-calcaire, etc., du docteur Jules Boyer, pour des malades de ma paroisse. Ce remède a été vraiment merveilleux. Une de ces malades est totalement guérie, quoiqu'elle eût la poitrine complétement attaquée. Je viens donc, monsieur le docteur, vous prier de vouloir bien m'expédier encore le remède (traitement pour un mois).

» M. L'ABBÉ V...,
» A M... (Puy-de-Dôme). »

« Je ne saurais résister au désir de mettre un *post-scriptum* pour vous annoncer que votre méthode, jusqu'à ce jour totalement inconnue dans notre ville, commence à y attirer l'attention. Le changement qui s'est opéré chez le malade au sujet duquel je vous entretiens, et qui compte parmi les principaux de l'endroit, excite l'étonnement de ceux qui le connaissent. On s'informe à l'envi de ce système que nos médecins ignorent.

» Ainsi aujourd'hui, nous avons eu la visite d'un praticien de Paris, appelé ici afin de soigner le fils d'un de nos voisins, gravement affecté de la poitrine. Ce docteur, en compagnie du père de son malade, qu'il traite d'une façon diamétralement opposée à la vôtre, est venu demander des explications sur l'état de santé de votre client, et sur les remèdes que vous lui faites prendre.

» Il a emporté votre brochure qu'il veut étudier. De tout ceci, nous conjecturons que votre excellent système ralliera bientôt de nombreux partisans. Ce vous sera un honneur bien mérité.

» M. LE COMTE DE L...,
» A Mons (Belgique). »

« MONSIEUR SERVAUX,

» Je suis heureux de vous annoncer que la poudre salino-calcaire du docteur Jules Boyer produit un excellent effet, et que le malade se trouve en voie de guérison.   THIBAUT,
» Pharmacien de 1re classe, à Dunkerque. »

« Rouen, 3 mai 1864.

» ... Je suis heureux de pouvoir vous annoncer

que plusieurs de mes amis que je vous ai envoyés sont aujourd'hui guéris.

» Je m'enrhume toujours facilement et j'ai parfois, mais pourtant aujourd'hui et bien rarement, des douleurs au côté de la poitrine. En somme, je vais beaucoup mieux. »

« Rouen, 18 septembre 1865.

» Je n'éprouve plus de douleurs de côté, et, bien que guéri, je continue votre traitement comme préservatif.   **M. J. P.**

» Route de Neufchâtel, à Rouen. »

« A MONSIEUR LE DOCTEUR SERVAUX.

» Parmi les nombreuses guérisons de phthisie pulmonaire obtenues à Marseille et dans les environs, par le traitement du docteur Jules Boyer, je dois vous signaler celle de madame V..., qui était, il y a quatre ans, complétement abandonnée par tous les médecins qui lui avaient donné des soins.

» Madame V... s'est rétablie assez rapidement ; elle a eu deux enfants depuis, et sa santé ne laisse rien à désirer.

» Tous les médecins de Marseille sont à même de confirmer ce que j'avance. Pour eux comme pour moi, c'est un vrai miracle.

« ROUBAUD FILS,

» Pharmacien, 11, rue de Rouen, à Marseille. »

OBSERVATIONS

DONNÉES PAR DES MÉDECINS.

« Monsieur et très-honoré confrère,

» La lecture de votre ouvrage, aussi parfait par la méthode scientifique et l'examen théorique du sujet que par l'application des données physiologiques et pathologiques au traitement, m'a vraiment intéressé et m'a inspiré le désir d'employer votre traitement dans ma pratique et de me joindre au nombre des praticiens qui tâchent de constater par l'observation clinique la justesse de vos propositions.

» Agréez, etc.   Dr Tutschel,

» Médecin de S. M. le roi de Bavière. »

« Monsieur et très-honoré confrère,

» J'ai reçu la brochure que vous avez eu la bienveillance de m'adresser et l'ai méditée avec une profonde attention. C'est un devoir pour moi de vous exprimer toute la joie intellectuelle qu'elle m'a causée et de vous remercier de vos généreux efforts. Je ne connaissais assurément rien d'aussi satisfaisant sur la phthisie pulmonaire.

» Dr Houssaye,

» A Pont-Levay. »

« Voici l'état de la malade pour laquelle je viens vous demander une consultation : A l'auscultation, on constate l'existence d'une caverne au sommet du poumon droit, de tubercules au poumon gauche. Cette malade a été soignée par les premières sommités de Bordeaux. Je conseillai l'application d'un séton au retour des eaux, le lait de chèvre, etc...

» Aux Eaux-Bonnes, elle se trouva très-fatiguée; il y eut un crachement de sang. Le médecin inspecteur la trouva très-malade et fit pressentir une terminaison funeste.

» Il y a six semaines, j'ai été appelé à lui donner des soins. Elle ne pouvait plus manger; l'estomac se refusait à toute espèce d'alimentation. Il existait une contraction *spasmodique* du pharynx qui rendait la déglutition très-pénible. Je ne trouvai pas la poitrine plus malade qu'au mois de juin, et je me décidai à tenter le traitement que vous préconisez, bien que le confrère qui m'a prêté votre brochure m'ait déclaré n'avoir retiré aucun bénéfice de vos idées.

» Pour me placer dans des conditions inattaquables, j'ai demandé à la pharmacie Servaux les médicaments, et j'ai la satisfaction d'avoir obtenu un excellent résultat. Aujourd'hui je constate que l'état de la poitrine est tout à fait stationnaire; que l'appétit revient. La malade reprend de l'embonpoint; c'est sensible aux joues; la digestion est facile; les aliments sont trouvés sapides; les forces ont augmenté; la malade peut sortir quand le temps le permet; elle se sent plus forte; il y a de la gaieté, et j'espère que MM. les docteurs Guitrai et Bitot, et malgré M. Bouillaud qui a été consulté lors du congrès, la malade vivra tout 1867.

» On est venu hier me prier d'aller voir une jeune femme de vingt-sept ans. Je l'ai trouvée dans un état pitoyable; on l'a gorgée d'iodure de fer en sirops, en pilules, etc. Elle a vomi le sang en quantité prodigieuse. Six médecins l'ont vue successivement et ne sont pas revenus après leur première visite, et toujours l'iodure de fer a été la base de leurs prescriptions. Cette malade est dans un état grave; je vais essayer votre traitement, je vous dirai plus tard quels en seront les résultats. Dʳ LOUSTAU-MARNET,

    » A Pessac (Gironde). »

« MONSIEUR ET TRÈS-HONORÉ CONFRÈRE,

» Je m'empresse de vous adresser mes remercîments bien sincères pour les flacons de votre poudre salino-calcaire et d'eau de laurier-cerise, que vous avez eu l'extrême obligeance de m'envoyer. Je vais immédiatement les faire prendre à ma fille, selon votre prescription, et j'espère que leur action tonique et vraiment réparatrice lui fera grand bien.. ...

    » C...,

  » Docteur de la Faculté de Paris. »

« J'ai lu avec beaucoup d'intérêt votre brochure, et je ne puis que me ranger à votre avis sous tous les rapports; aussi, j'ose prendre la liberté de vous adresser un pauvre jeune homme dont la poitrine est gravement malade et qui a grand besoin de vos excellents conseils; si vous pouviez parvenir à remettre un peu sa santé déjà bien délabrée, vous feriez une bonne œuvre en le conservant à sa famille, à laquelle il est d'une grande utilité.

» Permettez-moi donc d'espérer, très-honoré confrère, en votre bienveillance pour lui, et daignez agréer l'hommage de mes sentiments bien confraternels. Dʳ ADET DE ROSEVILLE.

    » Chatou (Seine-et-Oise). »

« Depuis plus d'un mois, j'ai soumis madame B...
à votre médication, dans laquelle j'ai beaucoup de
confiance, l'ayant employée bien des fois déjà avec
succès.

» Je profite de l'occasion, Monsieur et très-honoré
confrère, pour vous féliciter d'avoir trouvé la poudre
salino-calcaire. Vous avez rendu en cela un véritable
service à l'humanité.   Dʳ GUERTIN.

» Chinon (Indre-et-Loire). »

« A MONSIEUR LE DOCTEUR SERVAUX,

» Je vous prierai de m'expédier, le plus tôt qu'il
vous sera possible, deux flacons de poudre salino-
calcaire ; trois flacons de mixture noire ; deux flacons
d'eau cohobée de laurier-cerise.

» Je dois vous dire que je retire de ce traitement
des résultats qui dépassent toutes les espérances. J'ai
une jeune fille chez laquelle l'amélioration a été en
peu de temps extraordinaire. Elle était jugée condamnée, même par des confrères très-instruits. Toute
sa famille a succombé à la phthisie pulmonaire.

» Dʳ DURAND,

» A Fraize (Vosges). »

« Le traitement que vous indiquez étant logique, je
me propose de le faire suivre, l'année prochaine, à
quelques-uns de mes malades. Je me ferai un véritable plaisir de vous instruire des résultats favorables
que j'aurai pu obtenir.   Dʳ E. VIDAL,

» A Hyères (Var). »

« A Monsieur le docteur Servaux,

» Il y a deux ans que j'ai pris une première fois de la poudre salino-calcaire du docteur Jules Boyer, pour combattre une bronchite qui malheureusement dure encore. Ce traitement avait semblé me faire du bien. Mais depuis quelques jours, les douleurs thoraciques augmentent de nouveau, et je tousse davantage.

» Je viens donc vous prier de m'expédier, contre remboursement, encore deux flacons de poudre salino-calcaire.　　　　　Le Dr BORDMANN,

　　　　　　» A Neuf-Brisach (Haut-Rhin). »

« A Monsieur le docteur Servaux,

» Je viens vous prier d'être assez bon de m'envoyer de suite une boîte de 20 doses de poudre contre les sueurs.

» J'en ai déjà fait prendre à quelques malades et j'en ai obtenu un bon succès; c'est pourquoi je vous en redemande, en vous priant de me les envoyer par la poste.　　　　　Dr VOIGT,

　　　　　　» A Raon-l'Étape (Vosges). »

« Dans la même année, j'ai expérimenté le traitement (.. docteur Jules Boyer, sur plusieurs malades : parmi ces malades, je citerai la femme C... de Saint-Fargeau et la femme C.... d'Auvernaux, que je considérais comme perdues ; elles sont très-bien et travaillent tous les jours, et cela depuis plus d'un an. Chez d'autres, j'ai obtenu du ralentissement dans la marche de cette maladie, et un soulagement très-marqué.

» Aujourd'hui même j'ai été appelé près d'une ma-

lade que j'ai soignée il y a deux ans ; je lui conseillai
l'huile de foie de morue. Cette malade m'a prié de la
remettre à l'usage des poudres que j'avais employées
dans sa première maladie, et dont elle s'était bien
trouvée.   LE Dr X...,

> » A Ponthierry. »

« A MONSIEUR LE DOCTEUR SERVAUX,

> » L'heureux résultat qu'un de mes clients éprouva
en juin dernier de la poudre salino-calcaire et de l'eau
cohobée de laurier-cerise du docteur Jules Boyer,
m'engage à vous prier de m'en envoyer encore un
flacon.   LE Dr THIÉBAUD,

> » A Conflans (Moselle). »

« J'ai dans mon service, à l'Hôtel-Dieu, beaucoup
de bronchites et de phthisies à divers degrés. Je pos-
sède votre brochure intitulée : *Guérison de la phthisie
pulmonaire par la poudre salino-calcaire*, et autres
médicaments dont vous êtes l'auteur. J'ai lu vos
observations ; il y a intérêt pour la science comme
pour l'humanité à les esssayer.

> » Je vous adresserai, si je me trouve bien de
votre traitement, un compte rendu de mes observations.   LE Dr X... ,

> » Médecin de l'Hôtel-Dieu (à Poitiers). »

« MONSIEUR ET TRÈS-HONORÉ CONFRÈRE,

> » Je viens de lire votre brochure avec le plus vif
intérêt, et malgré sa clarté et l'application si facile du

traitement que vous recommandez pour combattre cette terrible maladie, je préfère avoir votre avis sur le malade que je vous adresse et rester simple observateur. . . . .

» Dr COMBAUD,
» De Versailles. »

« Vers la fin de juin, un de mes confrères m'a fait faire connaissance avec votre brochure sur la phthisie pulmonaire. Il m'a relaté plusieurs cas dans lesquels il a fait usage de votre méthode avec succès. Il a, par devers lui, l'observation d'un jeune homme de vingt-deux ans, qui était arrivé au dernier degré de marasme avec cavernes dans les poumons. Le malade avait épuisé la série des médicaments usités avant la découverte de votre méthode et inutilement. Celle-ci l'a ramené des portes de la mort à un état de santé excellent et qui se maintient depuis deux ans.

» La lecture de votre brochure m'a inspiré une grande confiance pour votre méthode, et je n'ai pas hésité à l'employer dans un cas grave, qui me touche de très-près et qui m'intéresse au plus haut degré.

» LE Dr NÈGRE,
» A Laurens (Hérault). »

« CHER CONFRÈRE,

» Exerçant dans ce moment à Arcachon, j'ai commencé à employer votre traitement contre la phthisie pulmonaire, et je crois être le seul médecin qui l'ordonne ici.

» J'ai une malade, mère de famille, qui est à son second flacon de poudre salino-calcaire ; elle a eu une amélioration considérable du côté des poumons. Son état général est bon, quoiqu'elle soit d'une famille dont presque tous les membres sont morts de la poitrine.

» J'ai encore en traitement une jeune fille de treize ans, qui est restée un mois à Arcachon; je l'ai soumise à votre traitement qu'elle continue toujours. Son père m'a écrit qu'elle allait encore beaucoup mieux depuis qu'elle prenait le second flacon. — La toux avait disparu ainsi que la fièvre et les sueurs. Le sommeil et l'appétit étaient excellents.

» Je pourrais vous adresser un grand nombre d'observations, mais, malheureusement, les malades ne séjournent pas assez longtemps à Arcachon pour que je puisse constater *de visu*, soit une amélioration notable, soit une guérison parfaite.

» Le Dr da Cruz Teixeira,
» Cours Sainte-Anne, 94, à Arcachon. »

« Mulhouse, 24 octobre 1864.

» Très-honoré Confrère,

» De tous les traitements que nous avons employés depuis près de dix ans contre la phthisie, aucun ne nous a donné des résultats aussi constants que votre poudre salino-calcaire. Nous regrettons que les exigences de la pratique ne nous aient pas permis de suivre pas à pas les améliorations qui se sont produites chez nos malades sous l'influence de votre médication. Quoi qu'il en soit, nous allons vous faire part de deux faits dont nous avons très-bonne souvenance.

» Au mois de janvier dernier, nous fûmes appelé chez une ouvrière de fabrique, âgée de trente-deux ans, grande, sèche, en proie, depuis plusieurs jours, à des hémorrhagies pulmonaires très-intenses. Ces hémoptysies furent combattues avec succès par le perchlorure de fer, l'ergotine et la limonade sulfurique.

» L'auscultation nous révéla l'existence de plusieurs petites cavernes situées sous la clavicule gauche.

» La malade fut soumise à votre traitement avec recommandation de le suivre ponctuellement, et cela pendant plusieurs semaines. Nous avions perdu de vue la personne en question, quand, vers la fin du mois de mars, elle se présenta à notre consultation. Nous fûmes étonné du changement qui s'était opéré en elle depuis notre dernière entrevue : son teint était frais, elle avait pris de l'embonpoint et ne se plaignait plus de la poitrine. Elle nous disait avoir repris son travail depuis plus d'un mois, et supportait sans le moindre dérangement les plus grandes fatigues. Disons avec regret que, ne l'ayant pas ausculté en ce moment, nous ne savons pas dans quel état se trouvait son poumon qui avait été si cruellement atteint trois mois auparavant. Les règles, supprimées depuis fort longtemps, revenaient exactement à époque fixe.

» X..., âgé de vingt et un ans, ouvrier mécanicien, se présente à notre consultation vers la fin du mois de juin. Il se plaint de crachements de sang et d'oppression ; ayant perdu récemment deux sœurs à la fleur de l'âge, il était dans une anxiété impossible à décrire.

» Nous lui prescrivîmes votre traitement, et, au bout d'un mois, il revint nous voir pour nous annoncer qu'il allait reprendre son travail.

» X..., lors de notre première entrevue, avait refusé formellement de se faire examiner la poitrine : « Je sais bien ce que j'ai, nous dit-il, et vous le savez

» aussi, car vous avez traité une de mes sœurs. » Nous nous rappelâmes alors avoir été appelé auprès d'une de ses sœurs lors de son agonie ; la pauvre enfant était phthisique au suprême degré.

» Nous déclarons en toute sincérité avoir employé avec succès votre traitement dans des cas désespérés, et que si, aujourd'hui, nous ne pouvons pas produire des observations complètes à l'appui de ce que nous avançons, il n'en sera pas de même dans un avenir peu éloigné.

» Notre but en vous écrivant cette lettre étant tout à fait désintéressé, vous en ferez l'emploi que vous jugerez convenable.

» Recevez, etc.

» Dr KRAFFT,
» De Mulhouse. »

« Mulhouse, 27 février 1865.

» Votre traitement me donne des résultats inespérés ; il a eu l'approbation du plus illustre clinicien de la Faculté de Strasbourg.

» Je vous le dis en toute sincérité, j'en obtiens de magnifiques résultats. Dernièrement, j'ai fait, grâce à vous, une cure vraiment merveilleuse ; si je ne craignais de faire de la réclame, je proclamerais *urbi et orbi* que j'ai opéré un miracle.

» Dr KRAFFT,
» De Mulhouse. »

Pour terminer, je crois utile d'apprendre aux médecins réfractaires à toute innovation, que MM. Barth et Piorry, ces deux grandes illustrations médicales, emploient mon traitement de préférence à tout autre.

MM. les médecins sont priés d'adresser leurs observations au Docteur Jules Boyer, 174, boulevard Magenta, à Paris.

Les malades seront reçus de 3 à 4 heures, les mercredis et les samedis.

Consultation par correspondance.

Paris. — Imprimerie de E. MARTINET, rue Mignon, 2.

PRIX DES MÉDICAMENTS

Employés par le Docteur Jules BOYER

DANS LE TRAITEMENT

DE LA PHTHISIE PULMONAIRE ET DE LA BRONCHITE CHRONIQUE

Dépôt général à Paris, rue du Château-d'Eau, 72.

Poudre Salino-Calcaire (traitement pour un mois),
le flacon. . . . . 10 »
Eau cohobée de Laurier-Cerise (traitement pour
un mois), les deux flacons. . . . . 5 »
Mixture noire, le flacon. . . . . 3 »
Poudre contre les sueurs, la boîte de vingt doses. 2 50
Pilules antirhéiques pour arrêter la diarrhée,
la boîte de trente pilules. 2 50
Sirop pectoral du docteur Servaux, la bouteille. 2 »
Topique révulsif, le flacon. . . . . 4 »
Emplâtre sédatif. . . . . 3 »

Pour le mode de payement, envoyer avec la demande des médicaments un mandat sur la poste au docteur SERVAUX, pharmacien, 72, rue du Château-d'Eau, à Paris; ajouter 50 c. pour frais de caisse et d'emballage. Si les malades le préfèrent, on expédiera contre remboursement.

Mentionner si l'expédition doit être faite à domicile ou en gare.

Pour éviter toute contrefaçon, il faut exiger l'étiquette de la Pharmacie du Château-d'Eau.

La brochure du Docteur Jules BOYER, septième édition de 134 pages, se trouve chez tous les pharmaciens dépositaires ; on peut également ment se la procurer (*franco*), en adressant 1 fr. 50 c. en timbres-poste à l'éditeur Adrien DELAHAYE, place de l'École-de-Médecine, 23, ou au docteur Jules BOYER, 174, boulevard de Magenta, Paris.

Pharmaciens dépositaires pour la France :

Agen	JAILLE ET CHAYLADE.	Marseille	ALBERT FRÈRES.
Alger	FÉLIX DESVIGNES.	Id	MARIUS ANDRÉ.
Amiens	PUCHE.	Mézières	COLSON.
Angers	CAILLARD.	Montguyon	GENEUIL.
Arcachon	PHARMACIE CENTRALE.	Montpellier	BELUGOU FRÈRES.
Bayonne	LEBŒUF.	Nantes	MERCIER.
Bordeaux	MOURE ET DUFRÊCHE.	Nice	FOUQUES.
Lille	DELZENNE.	Rouen	LECROCQ.
Lyon	BICHET.	St-Jean-de-Luz	LABASTE.
Id	RICHARD.	Toulouse	GELABERT.
Id	LARDET.	Id	VIDAL-ABBADIE.
Marseille	ROUBAUD.	Tourcoing	DEDEUXVILLE.
	Tours	MAUPUY.	

Pharmaciens dépositaires pour l'Étranger :

Anvers	DE BEUL.	Modène	ACHILLE BARBIERI.
Barcelona	JOSÉ MARTI Y ARTIGAS.	Mons	SURY.
Bruxelles	DELACRE.	Porto	SOUZA FEREIRA.
La Havane	LERIVEREND.	Id	PINTO.
Id	SARRA ET CATALA.	Id	ALBANO.
Liége	GILMAN.	Rio de Janeiro	GESTAS.
Londres	JOZEAU.	Valencia	RAMON RIVES.
Madrid	BORRELL HERMANOS.	Zaragoza	RAMON JORDAN
Id	Don JOSÉ SIMON.	Y EN LAS PRINCIPALES POBLACIONES.	

Paris. — Imprimerie de E. MARTINET, rue Mignon 2.

64